Nadler/Heimer
Kitteltaschenbuch zur schlanken Pflegedokumentation
– sicher und entbürokratisiert dokumentieren nach dem Strukturmodell

Kitteltaschenbuch zur schlanken Pflegedokumentation

– sicher und entbürokratisiert dokumentieren nach dem Strukturmodell

von

Sonja Nadler

Endris Björn Heimer

schnelle Antworten auf Ihre Fragen zur Dokumentation

Entstanden in Zusammenarbeit mit

Haus Aja Textor-Goethe

Bibliografische Informationen der Deutschen Nationalbibliothek

Die Deutsche Nationalbibliothek verzeichnet diese Publikation in der Deutschen Nationalbibliografie; detaillierte bibliografische Daten sind im Internet über http://dnb.d-nb.de abrufbar.

medhochzwei Verlag GmbH, Heidelberg
www.medhochzwei-verlag.de

medhochzwei

ISBN 978-3-86216-307-6

Satz: Strassner ComputerSatz, Heidelberg
Druck: M.P. Media-Print Informationstechnologie GmbH, Paderborn
Printed in Germany
Titelbild: fotolia/StockPhotoPro

Inhaltsverzeichnis

Die vier Elemente des Strukturmodells

Element 1: SIS (Strukturierte Informationssammlung)

Bisherige Dokumentation[1]:

Erstgespräch
Pflegeanamnese
Biografie (einfache)
Pflegeplanung (Ressourcen/Probleme)
Beratungsprotokolle
Assessmentinstrumente zur Risikoeinschätzung

Zweck:

Anwendung eines strukturierten Verfahrens mit dem Ziel, die Wahrnehmung zur Selbstbestimmung der pflegebedürftigen Person zu schärfen und die fachliche Situationseinschätzung (Pflege und Betreuung) mit dem rationalen Verfahren zur Risikoeinschätzung zu verknüpfen. Knappe Darstellung der Ergebnisse des Gesprächs als Grundlage für die Maßnahmenplanung (entspricht Feldern B, C1 und C2 der SIS, vgl. Abbildung 2 „*Aufbau der SIS*“).

Aufteilung der SIS:

1a Sicht der pflegebedürftigen Person zu ihrem individuellen Unterstützungsbedarf, Wünschen und Bedürfnissen nach Möglichkeit im wörtlichen Originalton.

1b Fachliche Einschätzung zum Versorgungsbedarf und den Ressourcen der pflegebedürftigen Person anhand von sechs Themenfeldern, einschließlich biografischer Daten. Pflegefachliche Einschätzung zu pflegesensitiven und individuel-

1 beispielhaft gewählte Möglichkeiten von Dokumentationen, basierend auf dem AEDL-Modell nach Prof. Monika Krohwinkel, die sich grundsätzlich innerhalb der SIS widerspiegeln können.

len Risiken/Phänomenen der pflegebedürftigen Person und Entscheidung, ob eine vertiefende Einschätzung erfolgen muss. Je nach Ergebnis, Verständigung zu Maßnahmen, knappe Dokumentation, wenn empfohlene Maßnahmen abgelehnt wurden.

1c Der Begriff „Verständigungsprozess“ bezieht sich auf die Festlegung zwischen der pflegebedürftigen Person und der Pflegefachkraft zu Maßnahmen der Pflege und Betreuung, der Risikoeinschätzung und individueller Wünsche. Es lassen sich nicht unbedingt immer alle Wünsche der pflegebedürftigen Person erfüllen. Im Rahmen des Verständigungsprozesses resultieren die mit der pflegebedürftigen Person getroffenen Vereinbarungen aus der Berücksichtigung individueller Wünsche mit Berücksichtigung vorhandener Ressourcen und Probleme unter den gegebenen Bedingungen.

Element 2: Maßnahmenplan

Bisherige Dokumentation:

Pflegeplanung (Pflegemaßnahmen/Pflegeziele)

Zweck:

Auf Grundlage der Ergebnisse der SIS erfolgt die Maßnahmenplanung im Hinblick auf:

- Individuelle Maßnahmen zur regelmäßig wiederkehrenden grundpflegerischen Versorgung (z. B. Tagesstrukturierung)
- Individuelle Maßnahmen zur (psycho-)sozialen Betreuung (z. B. nach § 87b SGB XI)
- Maßnahmen zu bestehenden Risiken/Phänomenen und ggf. Evaluationsdaten (begründet, befristet, nicht schematisch)

Element 3: Berichteblatt

Bisherige Dokumentation:

Pflegebericht
Kommunikationsblatt

Veränderte Vorgehensweise:

- Eintragungen im Berichteblatt beziehen sich nur noch auf Abweichungen zur individuellen Maßnahmenplanung und tagesaktuelle Ereignisse (med. Vorkommnisse und besondere Situationen)
- Therapeutische Leistungen durch andere Berufsgruppen und Maßnahmen zur (psycho-)sozialen Betreuung werden ebenfalls im Berichteblatt dokumentiert
- Keine Einzelleistungsnachweise für regelmäßig wiederkehrende Leistungen der grundpflegerischen Versorgung, Hauswirtschaft und (allgemeiner) Betreuung (nur stationär)
- Durchführungsnachweise der Behandlungspflege, Lagerungs- und Bewegungsprotokolle bleiben unbedingt erforderlich, Nachweise im Rahmen des Risikomanagements bleiben verpflichtend bestehen

Element 4: Evaluation

Zweck:

Veränderte Vorgehensweise im Hinblick auf festgelegte Routinen. Die anlassbezogene Evaluation der Maßnahmen wird wie bisher gehandhabt.

Varianten:

- **Fachkraftbezogen:** Einzelfallbezogene Evaluationsdaten in der Maßnahmenplanung, gleichsam den Evaluationsdaten zu Risiken/Phänomenen erfolgen zeitlich befristet, nicht schematisch.

- Begründungen zu Abweichungen von geplanten Maßnahmen im Berichteblatt, deren Verlauf und Folgen.
- **Einrichtungsbezogen (QM):** allgemeine Evaluationsintervalle erfolgen QM gesteuert (z. B. Pflegevisite, Fallbesprechung), Festlegungen von Evaluationsdaten stehen im Zusammenhang mit Elementen 1–3, die Grundlage hierfür bildet das betriebsinterne QM, das regelmäßigen Überprüfungen unterliegt.

Als weitere Elemente werden die nach einrichtungsinternen Anforderungen zusätzlichen Dokumentationsbögen ergänzt, die Entscheidung über den Einsatz von Dokumentationsbögen obliegt der Einrichtungsleitung.

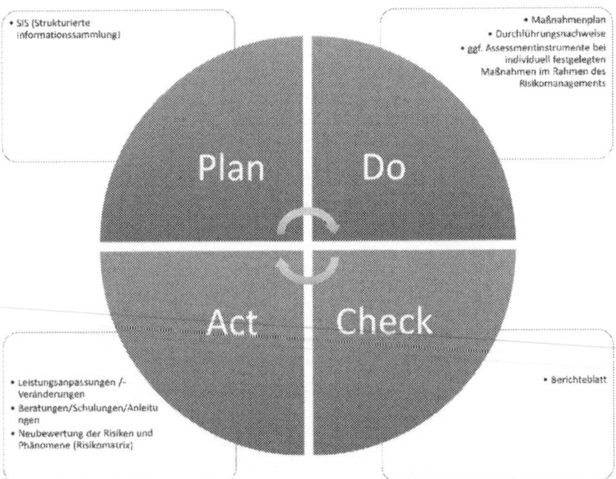

Abb. 1: PDCA-Zyklus Quelle: Endris Björn Heimer, Schulungsunterlagen „Entbürokratisierung – intensiv Workshop“ 1.2016

Abb. 2: Aufbau der SIS[2]

2 Konzept: Beikirch/Roes, Nutzungsrechte BMG, Version 1.1/2015.

„Was – Wie – Wo" wird in der SIS dokumentiert?[3]

(vgl. Abbildung 2 Aufbau der SIS)

Feld A

- Kennzeichnung, ob es sich um ein Erstgespräch oder ein Folgegespräch handelt (Folgegespräch und ggf. Evaluation in unterschiedlicher Schriftfarbe und mit aktuellem Datum und Handzeichen versehen)
- Name der zu pflegenden Person
- Datum des Gesprächs /der Gespräche
- Handzeichen der Pflegefachkraft
- Unterschrift der zu pflegenden Person, Angehöriger oder Betreuer (nicht zwingend auszufüllen!)

Feld B

- Wortgetreue Dokumentation im Interview-Stil
- Ggf. Beschränkung auf relevante und markante Zitate während des Gesprächs
- Nennung des jeweiligen Informationsgebers (Angaben der zu pflegenden Person, Angaben des/der Angehörigen, Angaben des Betreuers, etc.)
- Der Gesprächspartner formuliert Wünsche und Unterstützungsbedarf aus seiner Sicht an die Pflegeeinrichtung
- Möglichkeit der Lenkung des Interviews durch Hilfestellung ist gegeben, z. B. zu besonders auffallenden Pflegesituationen

3 Quellenangaben: Die Angaben und Hinweise zur Strukturierten Informationssammlung (SIS) sowie die Beschreibung der vier Elemente des Strukturmodells, die Leitfragen und Leitgedanken der Themenfelder sowie einzelne, gesondert kenntlich gemachte Angaben zur Strukturierung und zum Umgang der Elemente basieren auf den durch das EinSTEP-Projektbüro Berlin zur Verfügung gestellten Unterlagen zur Schulung von Multiplikatoren und Einrichtungen, Stand: April 2015.

Feld C1

- Pflegefachliche Filterung der Pflegesituation unter Bezug der im Feld B gemachten Angaben innerhalb der Themenfelder
- (1) kognitive und kommunikative Fähigkeiten
- (2) Mobilität und Beweglichkeit
- (3) krankheitsbezogene Anforderungen und Belastungen
- (4) Selbstversorgung
- (5) Leben in sozialen Beziehungen
- (6) (ambulant) Haushaltsführung
- (6) (stationär) Wohnen/Häuslichkeit
- Themenfelder enthalten Angaben zu Ressourcen und Problemen, biografischen Aspekten, besonderen Umständen, die auf die Pflegesituation Einfluss haben, Vorlieben und Abneigungen (z. B. bei Nahrung, Nahrungsunverträglichkeiten) sowie vorherrschenden Risiken und Angaben im Zusammenhang mit kompensierten Risiken
- Vorgenannte Informationen und Angaben werden ggf. einer Vereinbarung zugeführt (Verständigungsprozess), z. B. Anleitung/Beaufsichtigung/teilweise Übernahme der Körperpflege, Hilfe bei der Nahrungszubereitung, etc.
- Die Angabe von Risiken muss im Zusammenhang mit der Risikomatrix (Feld C2) der SIS stehen

Die Dokumentation innerhalb der Themenfelder 1 bis 6 erfolgt individuell und im Freitext. Grundlage sind die Leitfragen und Leitgedanken (vgl. Kapitel *„Arbeiten mit den Themenfeldern: Leitfragen, Leitgedanken und Formulierungshilfen"*).

Feld C2

- Die Risikomatrix steht im Kontext zu den Themenfeldern und zu den hier dokumentierten Angaben
- Pflegefachliche Einschätzung zu beschriebenen Risiken und Phänomenen (ja/nein)
- Bei Eindeutigkeit eines Risikos/Phänomens (vgl. Angaben in

den Themenfeldern) ist eine weiterführende Einschätzung (vertiefendes Assessment) nicht zwingend erforderlich

- Die Pflegefachkraft entscheidet, ob eine weitere Einschätzung erfolgt oder nicht (ja/nein)
- Wird eine weiterführende Einschätzung gewählt, ist diese in der Dokumentation vorzuhalten und entsprechend der Erfordernis zu führen
- Freies Feld „Sonstiges" für ggf. zusätzlich vorliegendes und zu bewertendes Risiko
- (ambulant) Beratung erfolgt? Wenn ja – Ankreuzen oder Abhaken des Freifeldes, individuelle Inhalte der Beratung werden im Themenfeld bzw. auf gesondertem Protokoll dokumentiert

Arbeiten mit den Themenfeldern: Leitfragen, Leitgedanken und Formulierungshilfen

Themenfeld 1

Bezeichnung:

Kognitive und kommunikative Fähigkeiten

Leitfrage:

Inwieweit ist die pflegebedürftige Person in der Lage, sich zeitlich, persönlich und örtlich zu orientieren und zu interagieren sowie Risiken und Gefahren, auch unter Beachtung von Aspekten des herausfordernden Verhaltens, zu erkennen?

Leitgedanken:

In diesem Themenfeld geht es um die individuelle, situationsgerechte Erfassung und Beschreibung, inwieweit die pflegebedürftige Person in der Lage ist, sich zeitlich, persönlich und örtlich zu orientieren, zu interagieren[4] sowie Risiken und Gefahren zu erkennen. Hier ist auch das Auftreten von herausfordernden Verhaltensweisen wie z. B. nächtlicher Unruhe, Umherwandern (Weglaufen) oder aggressiv-abwehrendes Verhalten zu beschreiben. Die Pflegefachperson sollte möglichst prägnant[5] diesbezüglich die pflegerische Situation mit Handlungs- und Gestaltungsräumen der pflegebedürftigen Person, ihren Kompetenzen, Gewohnheiten, Risiken und fachlichen Erfordernissen festhalten.

4 interagieren = handeln
5 prägnant = präzise

Formulierungshilfen:

Nehmen Sie Stellung zur zeitlichen, örtlichen und persönlichen Orientierung der pflegebedürftigen Person, geben Sie Hinweise zu vorhandenen Hilfsmitteln, wie z.B. Hörgeräte, Brille, oder andere geeignete Hilfsmittel zur Orientierung, sowie den Umgang mit diesen und dokumentieren Sie, ob Risiken und Gefahren selbständig, mit Hilfe oder überhaupt nicht erkannt bzw. vermieden werden können. Beschreiben Sie insbesondere mögliche Abweichungen aus pflegefachlicher Sicht zu den Angaben der pflegebedürftigen Person bzw. den Angaben von Angehörigen und/oder Betreuern. Mögliche Einschränkungen der kognitiven und kommunikativen Fähigkeiten können Auswirkungen auf die übrigen Themenfelder haben.

Formulierungsbeispiele:

Bewohner/Kunde kann/kann nicht sehen, hören, sich verbal äußern, kann/kann nicht das Gesagte verstehen, kann sich/kann sich nicht über Gestik/Mimik verständigen, (Beispiele für die Bedeutung von Gestik/Mimik geben, wie z. B. Kopfschütteln bedeutet „nein“, Nicken bedeutet „ja“, Augenzwinkern bedeutet..., Hände drücken bedeutet ...),

Bewohner/Kunde ist zeitlich/örtlich/zur Person orientiert/nicht orientiert (bei eingeschränkter Orientierung: genaue Dokumentation der Einschränkung), hat/hat keine Hin-/Weglauftendenz, kann/kann nicht Gefahren erkennen – Welche Gefahren? Gefahren selbständig oder mit Hilfe vermeiden – wenn ja: Welche Gefahren?, ...

Themenfeld 2

Bezeichnung:

Mobilität und Beweglichkeit

Leitfrage:

Inwieweit ist die pflegebedürftige Person in der Lage, sich frei und selbständig innerhalb und außerhalb der Wohnung bzw. des Wohnbereichs, auch unter Beachtung von Aspekten des herausfordernden Verhaltens, zu bewegen?

Leitgedanken:

In diesem Themenfeld geht es um die individuelle, situationsgerechte Erfassung und Beschreibung, inwieweit die pflegebedürftige Person in der Lage ist, sich frei und selbständig innerhalb und außerhalb der Wohnung bzw. des Wohnbereichs zu bewegen. Wichtig ist dabei, die fachliche Einschätzung/Beschreibung der Möglichkeiten des Pflegebedürftigen, sich durch Bewegung in angemessenem Umfang Anregung verschaffen zu können, sowie an der Alltagswelt teilzuhaben und teilzunehmen. Der Aspekt des herausfordernden Verhaltens muss dabei berücksichtigt werden.

Formulierungshilfen:

Beschreiben Sie die Fähigkeiten und Probleme der Beweglichkeit der pflegebedürftigen Person innerhalb und außerhalb des Wohnumfeldes/der häuslichen Umgebung. Ergänzen Sie Ihre Angaben um die Verwendung erforderlicher Hilfsmittel (Hilfsmittel hier bitte benennen) sowie Hinweise darüber, ob und wie diese Hilfsmittel selbständig und/oder mit Hilfe angewendet werden. Beachten Sie hierbei besonders die möglichen Abweichungen des pflegefachlichen Blicks von den Angaben der pflegebedürftigen Person bzw. den Angaben von Angehörigen und/

oder Betreuern. Mögliche Einschränkungen der Mobilität und Bewegung können Auswirkungen auf die übrigen Themenfelder haben.

Formulierungsbeispiele:

Bewohner/Kunde ist innerhalb/außerhalb des Wohnumfeldes vollständig mobil, eingeschränkt mobil, mit (welchem) Hilfsmittel mobil, ist nicht mobil, kann kleine/große Positionsveränderungen selbständig/mit Hilfe vornehmen (Angabe über die Art der Positionsveränderungen erforderlich), hat Bewegungseinschränkungen infolge von ... an folgenden Gliedmaßen..., kann sich/kann sich nicht beim Gehen/ Stehen festhalten, kann/ kann nicht (kurzzeitig) mobilisiert werden, kann/kann nicht alleine/mit Hilfe seine Hilfsmittel zur Förderung/Erhalt/Wiedererlangung der Beweglichkeit verwenden, neigt infolge der Bewegungs-/Mobilitätseinschränkungen zu Druckstellen an folgenden Stellen: ...,

Themenfeld 3

Bezeichnung:

Krankheitsbezogene Anforderungen und Belastungen

Leitfrage:

Inwieweit liegen krankheits- und therapiebedingte sowie für Pflege und Betreuung relevante Einschränkungen bei der pflegebedürftigen Person vor?

Leitgedanken:

In diesem Themenfeld geht es um die individuelle, situationsgerechte Erfassung und Beschreibung, inwieweit die pflegebedürftige Person durch ihre gesundheitliche Situation/ihre Einschränkungen und Belastungen und deren Folgen, einen pflegerisch fachlichen Unterstützungsbedarf benötigt. Insbesondere sind die individuellen Belastungsfaktoren, die therapeutischen Settings, die Compliance oder der Handlungsbedarf und die eventuellen Unterstützungsbedarfe bei der Bewältigung von Risiken und Phänomenen, z. B. Schmerz, Inkontinenz oder deren Kompensation[6] zu beschreiben und hinsichtlich ihrer krankheits- und therapiebedingten Anforderungen einzuschätzen. Es geht nicht um die ausschließliche Aufzählung von Diagnosen und ärztlichen Therapien/Medikamente, die bereits in anderer Weise erfasst und dokumentiert sind.

Formulierungshilfen:

Beleuchten Sie die Auswirkungen von krankheitsbezogenen Anforderungen und Belastungen auf die Selbständigkeit und den Hilfebedarf der pflegebedürftigen Person. Nehmen Sie z. B. Stellung dazu, ob ärztlich verordnete Medikamente selbständig oder mit Hilfe eingenommen werden können. Beschreiben Sie das Verständnis/die Bereitschaft zur aktiven Mitarbeit bei medizinischen Behandlungen und Therapien der pflegebedürftigen Person. Beachten Sie hierbei besonders die möglichen Abweichungen des pflegefachlichen Blicks von den Angaben der pflegebedürftigen Person bzw. den Angaben von Angehörigen und/oder Betreuern. Mögliche Einschränkungen durch krankheitsbezogene Anforderungen und Belastungen können Auswirkungen auf die übrigen Themenfelder haben.

Formulierungsbeispiele:

Bewohner/Kunde erhält/erhält keine Medikamente für..., kann/kann nicht die ärztlich verordnete Medizin entsprechend der Anordnung richten/einnehmen, hat infolge von (Krankheitsbezeichnung) Schwierigkeiten bei..., Stellungnahme zu Vitalfunktionen, Atmung, Temperaturregulierung selbständig/einge-

6 Kompensation = Ausgleich

schränkt, selbständig/nicht selbständig, benötigt Hilfe bei...,

Bewohner/Kunde ist/ist kein Schmerzpatient, hat keine/hat folgende Allergien..., hat/hat kein Kälteempfinden/Wärmeempfinden an folgenden Stellen: ...,

Themenfeld 4

Bezeichnung:

Selbstversorgung

Leitfrage:

Inwieweit ist die Fähigkeit der pflegebedürftigen Person zur Körperpflege, zum Kleiden, zur Ernährung und zur Ausscheidung eingeschränkt?

Leitgedanken:

In diesem Themenfeld geht es um die individuelle, situationsgerechte Erfassung und Beschreibung, inwieweit die pflegebedürftige Person in der Lage ist, z. B. Körperpflege, Ankleiden, Essen/Trinken und Ausscheidung selbständig/mit Unterstützung zu realisieren. Ziel ist die größtmögliche Autonomie, Selbstverwirklichung und Kompetenz. Eventuelle (fachliche und ethische) Konflikte zwischen den obengenannten Werten und die Verständigungsprozesse sind nachvollziehbar zu beschreiben.

Formulierungshilfen:

Beschreiben Sie bei der Bearbeitung dieses Themenfeldes die Fähigkeiten und Einschränkungen zur Körperpflege, zum An-/Auskleiden, zur Ernährung und zur Ausscheidung. Berücksichtigen Sie alle, im Zusammenhang mit der Körperpflege, dem An-/Auskleiden, der Ernährung und Ausscheidung stehenden, Zusammenhänge.

Beachten Sie hierbei insbesondere die aus pflegefachlicher Sicht möglichen Abweichungen zu den Angaben der pflegebedürftigen Person bzw. den Angaben von Angehörigen und/ oder Betreuern. Mögliche Einschränkungen im Bereich Selbstversorgung können Auswirkungen auf die übrigen Themenfelder haben.

Formulierungsbeispiele:

Bewohner/Kunde kann Körperpflege selbständig/teilweise selbständig/ausschließlich mit Hilfe durchführen (Beschreibung des Hilfebedarfs bei teilweiser Selbständigkeit), kann sich/kann sich nicht selbständig/mit teilweiser/ausschließlich mit Hilfe an-/ausziehen /Ober-/Unterkörper an-/ausziehen, kann/kann nicht die Kleidung selbständig auswählen, kann sich/kann sich nicht die Mahlzeiten selbständig/mit Hilfe zubereiten (Beschreibung des Hilfebedarfs bei Zubereitung der Mahlzeiten mit Hilfe), kann/kann nicht die Mahlzeiten selbständig zu sich nehmen, benötigt/benötigt keine Hilfe bei der mundgerechten Nahrungszubereitung, hat Schluckbeschwerden, kann/kann nicht die Harnausscheidung/Stuhlausscheidung kontrollieren, kann/kann nicht Inkontinenzmaterial selbständig/ mit Hilfe anlegen und wechseln, neigt zu Obstipation/Durchfall, hat/hat keine Nahrungsmittelallergien Unverträglichkeiten (Beschreibung der Allergien bzw. Unverträglichkeiten, wenn vorhanden), kocht gerne, ggf. Beispiele anbringen. ...

Themenfeld 5

Bezeichnung:

Leben in sozialen Beziehungen

Leitfrage:

Inwieweit kann die pflegebedürftige Person Aktivitäten im näheren Umfeld und im außerhäuslichen Bereich selbst gestalten?

Leitgedanken:

In diesem Themenfeld geht es um die individuelle, situationsgerechte Erfassung und Beschreibung, inwieweit die pflegebedürftige Person Aktivitäten im näheren (häuslichen) Umfeld und im außerhäuslichen Bereich selbständig/mit Unterstützung gestalten kann und wer sie ggf. dabei unterstützt (privates Umfeld).

Formulierungshilfen:

Berücksichtigen Sie bei der Bearbeitung dieses Themenfeldes das gesamte soziale Umfeld der pflegebedürftigen Person sowie die Fähigkeiten und Einschränkungen, die in diesem Zusammenhang stehen. Nehmen Sie außerdem Bezug auf die Fähigkeiten und Einschränkungen zur selbständigen Gestaltung der Tagesstruktur bzw. der Art der benötigten Hilfe. Beachten Sie hierbei insbesondere die aus pflegefachlicher Sicht möglichen Abweichungen zu den Angaben der pflegebedürftigen Person bzw. den Angaben von Angehörigen und/oder Betreuern. Mögliche Einschränkungen innerhalb dieses Themenfeldes können Auswirkungen auf die übrigen Themenfelder haben.

Formulierungsbeispiele:

Bewohner/Kunde kann/kann nicht den Tagesablauf selbständig gestalten, ggf. Beschreibung von Vorlieben oder Tätigkeiten, die gerne durchgeführt werden,

Bewohner/Kunde hat/hat keinen Kontakt zu Familienangehörigen/ Freunden/ Bekannten/ Nachbarn,
Bewohner/Kunde hat keine Familienangehörigen (mehr),
Bewohner/Kunde hat/hat keine Hobbies und zwar: ...,
Bewohner/Kunde beschäftigt sich gerne mit...,
Bewohner/Kunde hört gern Radio/Musik, sieht fern,
Bewohner/Kunde bastelt gerne/macht gern Kreuzworträtsel, ...

Themenfeld 6 (ambulant)

Bezeichnung:

Haushaltsführung

Leitgedanken:

In diesem Themenfeld geht es um die individuelle, situationsgerechte Erfassung und Beschreibung, inwieweit die pflegebedürftige Person ihren eigenen Haushalt noch selbst oder mit Unterstützung organisieren und bewältigen kann. Es erfolgen Hinweise zur Abstimmung mit den Angehörigen über ein arbeitsteiliges oder aufgabenorientiertes Vorgehen in der Versorgung der pflegebedürftigen Person. Hierbei geht es auch um die nachvollziehbare Beschreibung von Konflikt-, Risiko- und Aushandlungssituationen, die sich z. B. infolge psychischer und sozialer Pflege-, Wohn- und Lebenssituationen ergeben.

Formulierungsbeispiele:

Kunde kann/kann nicht selbständig den Haushalt führen, wenn Hilfebedarf: Beschreibung,
Kunde benötigt/benötigt keine Hilfe bei der Verrichtung folgender hauswirtschaftlicher Tätigkeiten...,
Kunde kann/kann nicht Einkäufe selbständig/mit Hilfe vornehmen,
Kunde kann/kann nicht die Wäscheversorgung selbständig/mit

Hilfe vornehmen (Beschreibung des Hilfebedarfs, wenn vorhanden), ...

Themenfeld 6 (stationär)

Bezeichnung:

Wohnen und Häuslichkeit

Leitgedanken:

In diesem Themenfeld geht es um die individuelle, situationsgerechte Erfassung und Beschreibung, inwieweit die pflegebedürftige Person ihre Bedürfnisse und Bedarfe im Hinblick auf Wohnen und Häuslichkeit in der stationären Einrichtung umsetzen kann. Sie sind wichtig für die Erhaltung von Gesundheit, Kompetenz und Wohlbefinden und die Möglichkeit, sich zu orientieren sowie Sicherheit durch Vertrautes zu erlangen – insbesondere in der unmittelbaren Lebensumwelt (eigenes Appartement, im Doppelzimmer, Küchenzeile für bestehende Selbstversorgungspotenziale, Biografie, insbesondere bei Menschen mit Demenz).

Formulierungsbeispiele:

Bewohner möchte/möchte nicht ein Einzel-/Doppelzimmer,
Bewohner legt Wert/legt keinen Wert auf persönliche Einrichtungsgegenstände,
Bewohner zeigt/zeigt nicht selbständig auf verschmutzte Flächen/ Gegenstände, ...

Hinweis:

Für einen sachgerechten Umgang beachten Sie bitte die entsprechenden Handlungs/Verfahrensanleitungen zum Umgang mit der Dokumentation innerhalb der Themenfelder.

Auf Grundlage der Leitfragen und Leitgedanken zu den Themenfeldern ist für eine ordnungsgemäße Handhabe der Dokumentation eine Festlegung im betriebsinternen QM-System erforderlich, innerhalb welches Themenfeldes entsprechende Besonderheiten zu berücksichtigen sind.

Arbeiten mit der Risikomatrix: Die Bewertung von Risiken im Kontext zu den Themenfeldern

Unsicherheiten bei der Bewertung von Risiken? Helfen Sie sich und stellen sich einfach die folgenden Fragen und bedenken Sie die Möglichkeiten und Anforderungen an das **„kompensierte Risiko“**:

Dekubitus:

1. Besteht aufgrund kognitiver und/oder kommunikativer Einschränkungen ein Dekubitus-Risiko?
2. Besteht aufgrund von Bewegungs- und Mobilitätseinschränkungen ein Dekubitus-Risiko?
3. Besteht aus krankheitsbezogenen Anforderungen und Belastungen ein Dekubitus-Risiko?
4. Besteht aufgrund von Defiziten im Bereich Selbstversorgung ein Dekubitus-Risiko?
5. Besteht aufgrund des Lebens in sozialen Beziehungen ein Dekubitus-Risiko?

Sturz:

1. Besteht aufgrund kognitiver und/oder kommunikativer Einschränkungen ein Sturz-Risiko?
2. Besteht aufgrund von Bewegungs- und Mobilitätseinschränkungen ein Sturz-Risiko?
3. Besteht aus krankheitsbezogenen Anforderungen und Belastungen ein Sturz-Risiko?
4. Besteht im Bereich Selbstversorgung ein Sturz-Risiko?
5. Besteht aufgrund des Lebens in sozialen Beziehungen ein Sturz-Risiko?

Inkontinenz:

1. Besteht aufgrund kognitiver und/oder kommunikativer Einschränkungen ein Inkontinenz-Risiko?
2. Besteht aufgrund von Bewegungs- und Mobilitätseinschränkungen ein Inkontinenz-Risiko?
3. Besteht aus krankheitsbezogenen Anforderungen und Belastungen ein Inkontinenz-Risiko?
4. Besteht im Bereich Selbstversorgung ein Inkontinenz-Risiko?
5. Besteht aufgrund des Lebens in sozialen Beziehungen ein Inkontinenz-Risiko?

Hinweis:

Bei bereits vorhandener Inkontinenz ist nicht das Risiko einer möglichen Inkontinenz, sondern die mit der Inkontinenz in Zusammenhang stehenden Risiken zu bewerten (z. B. Intertrigo-Gefahr).

Schmerz:

1. Besteht aufgrund kognitiver und/oder kommunikativer Einschränkungen ein Schmerz-Risiko?
2. Besteht aufgrund von Bewegungs- und Mobilitätseinschränkungen ein Schmerz-Risiko?
3. Besteht aus krankheitsbezogenen Anforderungen und Belastungen ein Schmerz-Risiko?
4. Besteht im Bereich Selbstversorgung ein Schmerz-Risiko?
5. Besteht aufgrund des Lebens in sozialen Beziehungen ein Schmerz-Risiko?

Ernährung:

1. Besteht aufgrund kognitiver und/oder kommunikativer Einschränkungen ein Ernährungs-Risiko?
2. Besteht aufgrund von Bewegungs- und Mobilitätseinschrän-

kungen ein Ernährungs-Risiko?
3. Besteht aus krankheitsbezogenen Anforderungen und Belastungen ein Ernährungs-Risiko?
4. Besteht im Bereich Selbstversorgung ein Ernährungs-Risiko?
5. Besteht aufgrund des Lebens in sozialen Beziehungen ein Ernährungs-Risiko?

Alle vorgenannten Punkte verstehen sich selbstverständlich nur als Beispiel und sind keinesfalls abschließend. Sämtliche Punkte, die Sie bei der Bewertung eines Risikos berücksichtigen, sind bei der Entscheidung über das Vorhandensein eines Risikos innerhalb des entsprechenden Themenfeldes zu benennen.

Hinweis:

Für eine vollständige und richtige Arbeitsweise achten Sie bitte darauf, dass die innerhalb der Matrix erkannten und vorhandenen Risiken im entsprechenden Themenfeld ausführlich beschrieben sind und zu einer Vereinbarung führen.

Das kompensierte Risiko

Ein vorhandenes Risiko, das durch Einleitung geeigneter Maßnahmen kompensiert, ausgeglichen wird, ist innerhalb der Strukturierten Informationssammlung (SIS) und der Risikomatrix zur Bewertung vorhandener Risiken und Phänomene nicht mehr als Risiko zu benennen und zu bewerten.

Hinweis:

Ein Risiko kann nur als kompensiert gelten, wenn in den Themenfeldern ersichtlich ist, wodurch das Risiko ausgeglichen ist.

Beispiel:

Eine pflegebedürftige Person mit chronischen Schmerzen erhält eine adäquate Schmerztherapie, die Schmerzen treten unter der Therapie nicht mehr auf, man spricht von einer stabilen Schmerzsituation. Innerhalb des gewählten Themenfeldes sind Angaben darüber zu machen, dass die pflegebedürftige Person Schmerzmedikation erhält, um die chronischen Schmerzen zu behandeln. Weiter ist zu dokumentieren, dass unter der Therapie keine Schmerzen angegeben werden bzw. vorhanden sind.

Bei der Bearbeitung der Risikomatrix kann nun aufgrund dieses besonderen Hinweises innerhalb des gewählten Themenfeldes in der Rubrik „Schmerz“ das Risiko/Phänomen mit „nein“ bewertet werden, obwohl die pflegebedürftige Person unter chronischen Schmerzen leidet.

Das „kompensierte Risiko“ wird erst anlässlich einer akuten Veränderung der Situation oder im Rahmen der Verlaufsbeobachtung mit einem Evaluationsdatum einer erneuten fachlichen Überprüfung unterzogen.

Die Maßnahmenplanung

Die Prinzipien der Maßnahmenplanung

Die Angaben und Erkenntnisse aus der SIS (Strukturierten Informationssammlung) bilden die Grundlage zur Erstellung einer individuellen Maßnahmenplanung.

Folgende Punkte sind bei der Erstellung und im Umgang mit der Maßnahmenplanung zu beachten:

- Die geplanten Maßnahmen basieren auf den individuellen Wünschen, Ressourcen und pflegerelevanten Interventionen.
- Sofern Informationen von Dritten, z. B. Angehörigen und/oder Betreuer vorliegen, werden diese mit in die Maßnahmenplanung einbezogen.
- Die fachlichen Entscheidungen und Auswertungen der Risikomatrix bilden eine weitere Grundlage bei der Festlegung von Maßnahmen.
- Die Formulierung der Maßnahmen erfolgt handlungsleitend. Eine gesonderte Formulierung von Zielen entfällt, da diese in der Formulierung der Maßnahmen immanent (inhaltlich innewohnend) enthalten sind.

Inhalte der Maßnahmenplanung

Die Inhalte der Maßnahmenplanung basieren auf den folgenden Grundsätzen:

- Darstellung individueller Wünsche und Vorlieben der pflegebedürftigen Person
- Berücksichtigung individueller Zeiten und Rituale
- Festlegung der regelmäßig wiederkehrenden Maßnahmen der Grundpflege, Betreuung und Hauswirtschaft

- Maßnahmen des Risikomanagements und ggf. zeitlich befristete Beobachtungen
- Informationen über zusätzliche Betreuungsleistungen
- Maßnahmen der medizinischen Behandlungspflege
- Hinweise zur Organisation der Pflege sowie vereinbarte individuelle Unterstützungsleistungen für definierte Situationen

Einflüsse auf die Maßnahmenplanung

Auf der Grundlage des Verständigungsprozesses (siehe SIS) gibt es die folgenden Einflüsse auf die Maßnahmenplanung:

- Berücksichtigung der Wünsche der pflegebedürftigen Person
- Maßnahmen des Risikomanagements und der (Kranken-) Beobachtung
- Regelmäßig wiederkehrende Abläufe der grundpflegerischen und ggf. hauswirtschaftlichen Versorgung (ambulant)
- Maßnahmen der medizinischen Behandlungspflege
- (psycho-)soziale Betreuung und so genannte zusätzliche Betreuungsleistungen

Strukturierung der Maßnahmenplanung

Die Festlegung über die einzelnen Bestandteile der Struktur der Maßnahmenplanung erfolgt innerhalb des QM-Systems und kann zum Beispiel die folgenden bzw. einzelne der folgenden Bestandteile enthalten:

- Erstellungsdatum
- Zeitraum bzw. Zeitpunkt der geplanten Maßnahme innerhalb der Tagesstruktur
- Handlungsleitende Maßnahmenbeschreibung

- Verweis auf zugrundeliegende Verfahrensanleitungen/Standards zu den geplanten Maßnahmen
- Grad bzw. Art des Hilfebedarfes (z. B. Anleitung, Beaufsichtigung, teilweise oder vollständige Übernahme)
- Zum Einsatz kommende Hilfsmittel
- Die Nummer des entsprechenden Themenfeldes
- Die Nummer des entsprechenden Leistungskomplexes (ambulant)
- Ein individuell festgelegtes Evaluationsdatum für jede einzelne geplante Maßnahme
- Das Handzeichen der Pflegefachkraft, die die Maßnahmenplanung erstellt/evaluiert hat
- ...

Die Struktur der Maßnahmenplanung soll den individuellen Anforderungen der handhabenden Einrichtung genügen und die Fragen nach „**wer** macht **wann**, **was**, **wie** und **wo** bzw. **womit**“ zuverlässig beantworten können.

Das Berichteblatt

Prinzipien des Berichteblatts

Bei der Berichtsführung soll der Fokus auf der schnellen Erfassung von Veränderungsprozessen und der Wahrung der Übersichtlichkeit liegen. Daher gelten für die Berichtsführung die folgenden Grundsätze:

- Zu immer wiederkehrenden Maßnahmen der grundpflegerischen Versorgung und Betreuung werden im Berichteblatt nur noch Abweichungen dokumentiert.
- Das Berichteblatt enthält Angaben zu gezielten, geplanten und zeitlich befristeten Beobachtungen auf der Grundlage der Angaben und Erkenntnisse der SIS und der Risikomatrix.
- Im Pflegebericht werden tagesaktuelle Ereignisse und ggf. hieraus resultierende Reaktionen dokumentiert.
- Das Berichteblatt kann von allen an der Pflege, Betreuung und Therapie beteiligten Personen als Kommunikationsinstrument genutzt werden.

Hinweis:

Es kann vorkommen, dass aufgrund der regelhaften Durchführung der geplanten Leistungen ohne Abweichungen über einen längeren Zeitraum kein Pflegebericht geführt werden muss.

Das einrichtungsinterne QM-System legt die Intervalle fest, innerhalb derer Eintragungen im Berichteblatt vorgenommen werden sollen.

Die Evaluation

Prinzipien der Evaluation

Die Evaluation der Pflegedokumentation erfolgt zum einen auf der Ebene der täglichen Arbeit mit ihr und zum anderen über die Vorgaben des betriebsinternen QM-Systems.

Evaluation über die tägliche Arbeit	• Durch das aktive Setzen von Evaluationsdaten zu den einzelnen Maßnahmen
	• Über die Führung des Berichteblatts mit Fokus auf Abweichungen von geplanten Maßnahmen
	• Durch die Beobachtung von Phänomenen bei unklaren Ausgangslagen
	• Anlassbezogen in akuten Situationen und bei besonderen Anlässen

Evaluation lt. QM-System	• Pflegevisiten
	• Überprüfung der Pflegedokumentation
	• Fallbesprechungen
	• ...

Festlegung von Evaluationsdaten

Die individuell festgelegten Evaluationsdaten können sich im Einzelfall auf die folgenden Punkte beziehen:

- Festgelegte Maßnahmen im Kontext zur Einschätzung der Risiken/Phänomene innerhalb der Risikomatrix (Feld C2)
- Aspekte einer zeitlich und eng befristeten Notwendigkeit von Beobachtungen bei unklaren Ausgangslagen, z. B. bei Neuaufnahmen oder veränderten Pflegesituationen
- Über die „ja“ oder „nein“ Angaben in der Risikomatrix zu Beginn der Pflege und Betreuung der pflegebedürftigen Person
- Anlassbezogene Evaluation in akuten Situationen mit möglichen Auswirkungen und Veränderungen innerhalb der Angaben in den Themenfeldern der SIS (Feld C1)
- Festgelegte Evaluationsdaten bei stabilen Pflegesituationen, bei denen über einen längeren Zeitraum keine Eintragungen im Pflegebericht vorgenommen wurden

Selbstverständlich können die dokumentierten Maßnahmen auch vor Erreichen des Evaluationsdatums bei entsprechender Notwendigkeit jederzeit angepasst und/oder verändert werden.

Die SIS wird nicht schematisch evaluiert. Die in der SIS gemachten Angaben sind dann zu aktualisieren, sofern sich aus Einträgen über Abweichungen im Pflegebericht aufgrund von veränderten Ressourcen bzw. Problemen bei der pflegebedürftigen Person, dauerhaft veränderte Leistungen im Maßnahmenplan ergeben. In diesem Zusammenhang sollte eine parallele Neubewertung der Risiken und Phänomene innerhalb der Risikomatrix erfolgen.

Ziel und Erfordernis jeder sachgerecht geführten Pflegedokumentation ist die Abstimmung der verwendeten Dokumente untereinander.

Beispiel für eine falsche Dokumentation:

Die SIS beschreibt einen weitestgehend selbständigen und mobilen Menschen, der Maßnahmenplan beinhaltet jedoch vollständige Übernahmen im Bereich der Grundpflege sowie Leistungen der Behandlungspflege. Im Pflegebericht finden sich keine Eintragungen.

Tipp:

Veränderte Maßnahmen ziehen Veränderungen von Ressourcen und/oder Problemen nach sich. Sämtliche hierzu in der Pflegedokumentation gemachten Angaben müssen evaluiert werden, um den Regelkreis des PDCA-Zyklusnicht zu unterbrechen.

7 Vergleiche: Abb. 1, PDCA-Zyklus.

Die tägliche Dokumentation

Die Praxis der täglichen Dokumentation verändert sich, der Aufwand verringert sich. Die Mischung aus Veränderung und Verringerung führen perspektivisch zu einer punktgenauen, zielorientierten Dokumentation der täglich geleisteten Pflege und Betreuung.

Während in der ambulanten Pflege nach jeder Leistung weiterhin sämtliche Leistungsnachweise abgezeichnet werden müssen, reduziert sich dieser Aufwand in der stationären Pflege auf die Kürzel zu behandlungspflegerischen Leistungen sowie Maßnahmen der speziellen Betreuung. Die täglich wiederkehrenden Leistungen der Grundpflege und allgemeinen Betreuung müssen in der stationären Pflege lediglich einmal handlungsleitend und individuell beschrieben sein und gelten im Zusammenhang mit dem „immer-so-Beweis" als implementiert und durchgeführt.

Erforderlichkeit von Einzelleistungsnachweisen

ambulant	• Grundpflege, Betreuung, Hauswirtschaft (dienen als Abrechnungsgrundlage)
	• Behandlungspflege
	• Lagerungs- und Bewegungsprotokolle bei Dekubitus Risiko
	• Ggf. bei individuell festgelegten Maßnahmen im Rahmen des Risikomanagements
	• Leistungen nach § 45b SGB XI

stationär	• Durchführungsnachweise für Behandlungspflege
	• Lagerungs- und Bewegungsprotokolle bei Dekubitus Risiko
	• Ggf. bei individuell festgelegten Maßnahmen im Rahmen des Risikomanagements
	• Leistungen nach § 87b SGB XI

Hinweis:

Die hier beschriebenen Anforderungen an Einzelleistungsnachweise beschreiben die Grundlagen nach dem Strukturmodell. Einrichtungsinterne Abweichungen sind möglich, es gelten die Anforderungen des betrieblichen QM-Systems.

Die Autoren

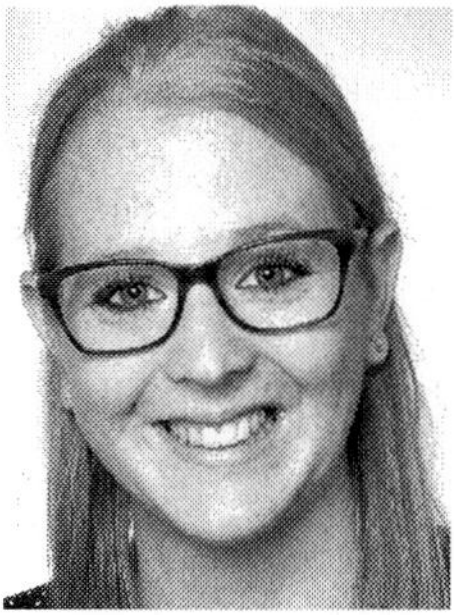

Sonja Nadler ist examinierte Altenpflegerin und verfügt über mehrjährige praktische Berufserfahrung sowie der Leitung von ambulanten Pflegeeinrichtungen. Als geschulte Multiplikatorin zum Strukturmodell überwacht sie im Rahmen des internen Qualitätsmanagements unter anderem die Durchführung einer anforderungsgerechten Pflegedokumentation.

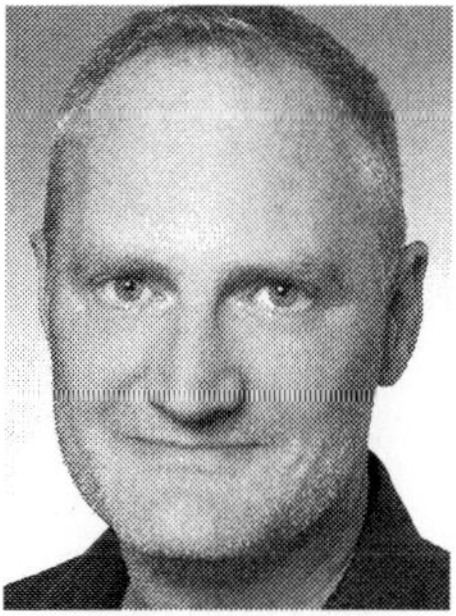

Endris Björn Heimer ist examinierter Krankenpfleger und durch das Ein-STEP Projektbüro geschulter Multiplikator zur Implementierung des Strukturmodells. Als Gesellschafter der Curazept Unternehmergesellschaft berät und begleitet Heimer bundesweit ambulante, teil- und vollstationäre Gesundheits- und Pflegeeinrichtungen unter anderem bei der Planung, Umsetzung und Implementierung von Qualitätsmanagement-Systemen, der Implementierung des Strukturmodells, Prozessoptimierungen und betriebswirtschaftlichen Fragestellungen.